DOCTEUR AUGUSTE FAURE
Ex-Externe des Hôpitaux

DE LA

NEUROMYÉLITE

Optique aiguë

IMP. P. LEGENDRE & C⁰, LYON

DE LA
NEUROMYÉLITE
Optique aiguë

PAR

Le Docteur Auguste FAURE

Ex-Externe des Hôpitaux

LYON

IMPRIMERIE Paul LEGENDRE & Cie

14, rue Bellecordière, 14

1903

A LA MÉMOIRE DE MON PÈRE

A MA MÈRE

A MON ONCLE

A TOUS LES MIENS

INTRODUCTION

C'est en 1894 que, pour la première fois, Gault,
sous l'inspiration de M. le Professeur agrégé
Devic, médecin des Hôpitaux, faisait du syndrome de
la neuro-myélite optique aiguë le sujet d'un travail
complet. La participation fréquente des lésions des
nerfs optiques aux différents processus morbides
qui frappent le système nerveux central et le con-
tingent de symptômes visuels apporté par ces névrites optiques à la symptomatologie de l'affection
initiale étaient, avant lui, des faits parfaitement
connus, tout au moins en ce qui concernait les
affections cérébrales diverses (tumeurs cérébrales, encéphalites, méningites aiguës) et les lésions
chroniques médullaires ou cérébro-médullaires
(tabès, sclérose en plaques, etc., etc.).

Ce qui l'était moins, c'était l'association anatomique de ces névrites optiques avec des lésions de my-

élite aiguë diffuse, réalisant cliniquement un type morbide, caractérisé par une *paraplégie à évolution aiguë, précédée ou suivie d'une amaurose totale bilatérale*. Et, actuellement, les faits de cette nature sont encore assez mal connus, à cause de leur grande rareté clinique. Nous verrons, en effet, que la littérature médicale est assez pauvre en observations de ce genre. Et cependant, lorsqu'on parcourt les observations publiées de ces cas de myélite aiguë avec double névrite optique, on est frappé de leurs ressemblances profondes, de leur superposition presque parfaite et les quelques divergences constatées dans l'intensité ou le mode d'évolution des divers troubles ne parviennent pas à obscurcir l'uniformité du type général. L'évolution simultanée de ces névrites optiques et de ces myélites aiguës n'apparaît plus alors comme le fruit du hasard ou le résultat d'une coïncidence fortuite, mais bien, plutôt, comme une association naturelle dont l'explication doit être recherchée dans l'étude de la nature de l'affection considérée, de ses lésions et, peut-être, des circonstances étiologiques qui déterminent son apparition.

C'est à M. Louis Gallavardin, médecin des Hôpitaux, que revient l'idée première de ce travail qui nous a été grandement facilité, surtout au point de vue bibliographique, par la communication faite à la Société Nationale de Médecine de Lyon, à la séance du 27 juillet 1903, par MM. E. Weill, professeur de Clinique des maladies infantiles à la Faculté de Médecine et Louis Gallavardin, médecin des Hôpitaux. Dans cette communication, M. Gallavardin

rapporte l'observation d'une petite malade entrée
dans le service de la clinique des maladies infantiles, qui présentait les symptômes d'une myélite
aiguë diffuse avec double névrite optique. Comme
les autopsies de myélite aiguë, accompagnée de
névrite optique et l'examen microscopique des
lésions observées ont été assez rarement pratiqués,
il nous a paru intéressant, puisque nous possédions
les deux, de publier cette observation, tout d'abord
parce qu'elle contribuera à fixer le syndrome clinique de la double névrite optique, évoluant au cours
d'une myélite aiguë, et ensuite parce que de l'étude
des lésions constatées, sortira peut-être une conception un peu nouvelle de l'association de ces deux
actes morbides.

Avant d'entreprendre l'exposé de ce travail, nous
sommes heureux, tout en nous conformant à l'anti-
que usage, de pouvoir, ici, adresser à tous nos mai-
tres, nos respectueux remerciements.

Nous prions M. Louis Gallavardin, médecin des
Hôpitaux, de vouloir bien les agréer d'une façon
toute particulière. C'est lui qui nous donna l'idée
première de ce travail et nous en aplanit les difficul-
tés par ses recherches antérieures. Nous sommes
heureux de terminer nos études médicales, comme
nous les avons commencées, sous les auspices de ce
maitre dont nous avons pu apprécier si souvent les
rares mérites.

En voulant bien accepter la présidence de notre
thèse, M. le Professeur Weill nous donne un témoi-

gnage de haute bienveillance dont nous lui sommes particulièrement reconnaissant.

Durant le cours de notre externat, nous avons successivement passé dans les services de MM. les professeurs agrégés Gangolphe, Vincent, chirurgiens des Hôpitaux ; de M. le professeur de clinique Gailleton, de M. Rabot, médecin des Hôpitaux.

Nous tenons à leur adresser ici tous nos remerciements pour l'affectueuse sollicitude qu'ils nous ont toujours témoignée et les sages conseils qu'ils nous ont constamment prodigués.

Nous remercions également M. le professeur agrégé Siraud, MM. les docteurs Gayet, Carle, chefs de clinique, qui ont toujours, pour nous, fait preuve d'une bienveillante amitié.

Enfin nous prions tous nos amis, tous ceux qui ont bien voulu nous aider dans le cours de nos études, nous donner leurs conseils dans les moments difficiles, de bien vouloir accepter l'assurance de notre inaltérable affection.

CHAPITRE PREMIER

**Historique. — Exposé de la question. —
Plan suivi.**

Lorsque parut la thèse de Gault, en 1894, l'histoire
détaillée de ces myélites aiguës, accompagnées de
névrites optiques, n'avait pas encore été faite. C'est
sur les conseils de M. le professeur agrégé Devic,
frappé par la lecture des observations, de leur
ressemblance et de leurs multiples points com-
muns, que Gault proposa un nom servant à désigner
le cas-type, celui de neuro-myélite optique aiguë.
Nous accepterons également cette dénomination
comme étant suffisamment significative et com-
mode. Dans son travail, Gault rapporte dix-sept observations, prises en majeure partie dans la littérature médicale étrangère. Mais, dans ce nombre
il n'y en a vraiment que six à peu près complètes
et où les vérifications nécropsiques et microscopi-

ques aient été faites. Ce sont celles de Knapp,
de Fuchs, de Scharkey, de Drechsfeld, d'Achard
et Guinon, et de Devic.

Depuis l'apparition de cette thèse le nombre des
publications et des observations nouvelles ayant
trait à notre sujet est fort restreint et la plupart
d'entre elles ont été recueillies par des ophtalmo-
logistes qui se sont surtout attachés à l'étude des
lésions de ces névrites optiques.

Katz, en 1896, dans les *Archives de de Graefe,*
appelle l'attention des neurologistes et des ophtalmo-
logistes sur cette « coexistence énigmatique » des
névrites optiques et de la myélite aiguë. Il en rapporte une observation avec autopsie et étudie
ensuite vingt cas analogues qu'il a pu recueillir
dans diverses publications.

Trois années plus tard, Schuster et Meindel pu-
blièrent deux nouvelles observations avec autopsie ;
dans le premier de ces cas la double névrite optique avait précédé de douze jours et, dans le second
cas, de vingt-huit jours, une paraplégie flasque
terminée par la mort.

En 1901 enfin, Taylor James, en Angleterre, tente
une étude d'ensemble des faits de lésions médullaires (traumas, tumeurs, myélites) avec production de
névrites optiques et Bielschowsky, en Allemagne,
étudie minutieusement les lésions des nerfs optiques dans quatre nouveaux faits de névrites optiques associées à des myélites.

D'après ce rapide exposé on voit donc qu'il
s'agit là d'un syndrome en somme fort rare et dont

on pourrait réunir au plus 24 ou 25 observations, dont un tiers à peine avec autopsie. Au reste la plupart de ces observations ont été publiées à l'étranger et quatre seulement ont été recueillies en France : celles de Chauvel, Abadie, Achard et Guinon, Devic.

L'observation qui fait la base de notre travail a trait à une enfant de 14 ans. Nous n'avons pas retrouvé, dans la nomenclature des observations publiées, une seule se rapportant à un enfant ; toutes relatent l'histoire d'adultes de 30 à 50 ans, quelques-unes seulement celle d'adolescents. Toutefois il ne semble pas qu'il faille attacher une certaine importance à l'âge, car le tableau clinique fourni par notre petite malade est sensiblement le même que celui retrouvé chez les adultes.

En nous appuyant tant sur notre observation que sur celles publiées antérieurement, nous commencerons dans ce modeste travail par analyser et commenter, dans le chapitre II, l'observation si complète et si intéressante de M. le professeur Weill et de M. Louis Gallavardin, médecin des Hôpitaux.

Dans un troisième chapitre nous tracerons, assez brièvement du reste, le tableau clinique de la neuro-myélite optique aiguë.

Dans un quatrième chapitre nous insisterons quelque peu sur l'anatomie pathologique, tant sur les lésions macroscopiques trouvées à l'autopsie que sur les lésions microscopiques qui ont été parfaitement étudiées dans notre observation.

Nous traiterons de la pathogénie dans le chapitre

cinquième et, en nous appuyant sur l'étude des lésions observées, nous arriverons peut-être à une conception un peu nouvelle de l'association des deux actes morbides, myélite et névrite optique.

Enfin, dans un dernier chapitre et pour ne pas être incomplet, nous esquisserons, très rapidement du reste, l'étiologie, le diagnostic, le pronostic et le traitement.

CHAPITRE II

Observation

Communiquée par M. le Dr GALLAVARDIN.

ANALYSE ET COMMENTAIRES.

RÉSUMÉ. — *Cliniquement* : Paraplégie ayant débuté insidieusement, sans cause étiologique connue, devenue totale en
huit à dix jours et réalisant le tableau d'une section médullaire complète : impotence absolue, anesthésie totale, tactile,
douloureuse, thermique musculaire remontant jusqu'à trois
travers de doigt au-dessous du sein, abolition des réflexes
cutanés et tendineux, incontinence des matières fécales et de ·
l'urine (guérison de l'incontinence par les cathétérismes systématiquement rapprochés). Eschare fessière.

Amaurose bilatérale, ayant débuté un mois et demi après le
début de la myélite, devenue totale en quelques jours et ayant
présenté ultérieurement une légère amélioration.

Broncho-pneumonie terminale.

Autopsie et examen microscopique. — Myélite aiguë diffuse très intense de la moelle dorsale inférieure et du renflement lombaire. Névrite optique double. Lésions légères de névrite périphérique (sciatique poplité externe). Encéphalite interstitielle diffuse,

F. V..., âgée de 14 ans, entre dans le service de M. le professeur Weill (clinique des Maladies des Enfants), le 29 octobre 1901.

Il n'y a rien à noter dans ses antécédents héréditaires.

Dans ses antécédents personnels on note une rougeole à 9 ans, une fièvre typhoïde peu après, en 1896 ; cette dernière maladie aurait duré six semaines environ.

Au reste, durant ces cinq dernières années, sa santé fut excellente.

Le début de l'affection actuelle remonterait à un mois environ. L'enfant commença à se fatiguer rapidement ; vers la fin de la journée ses jambes se refusaient à la porter, et cette faiblesse des jambes alla en augmentant progressivement. La paralysie aurait commencé par la jambe droite et serait restée localisée à ce membre pendant huit jours. L'enfant marchait alors en boitant ; puis progressivement la jambe gauche se prit et la paralysie fut constituée. Il y a trois semaines que la malade dut s'aliter et, à ce moment, parut l'incontinence des urines et des matières fécales. Au dixième jour d'alitement apparut aussi une eschare fessière.

Actuellement, voici ce que l'on constate : L'enfant est étendue dans son lit sans pouvoir faire d'autres mouvements que ceux de la tête et des membres supérieurs. L'amaigrissement n'est pas très considérable, l'appétit est relativement conservé, les fonctions digestives se font bien.

La paralysie des membres inférieurs est complète et totale, la malade ne peut exécuter aucun mouvement ; les muscles fessiers semblent également paralysés.

On note une abolition complète des réflexes tendineux, du réflexe abdominal et du réflexe plantaire.

Il y a abolition complète du sens musculaire, la malade ne

peut pas dire dans quelle position on place ses jambes, ni même quelle est la jambe que l'on déplace.

On ne trouve pas de troubles subjectifs de la sensibilité ; la malade ne souffre pas. Mais on note une anesthésie complète des membres inférieurs et du tronc remontant jusqu'à trois ou quatre centimètres au-dessous du mamelon. L'anesthésie existe à la fois pour les sensations thermiques, tactiles et douloureuses. On ne trouve pas de zone d'hyperesthésie à la limite de la zone d'anesthésie.

L'eschare sacrée que présente la malade est large comme la paume de la main, et on note aussi des ulcérations sur tout le pourtour de l'anus ; les grandes lèvres sont œdématiées.

Rien du côté des membres supérieurs et de la face.

Rien au poumon ni au cœur.

Les urines sont troubles, mais ne présentent pas d'albumine.

Traitement : injection d'huile grise, potion avec iodure de potassium, 4 grammes, cathétérisme toutes les sept heures.

31 octobre. — Exploration électrique avec la pile Chardin. On n'obtient aucune contraction avec la bobine à gros fil ; on a une contraction des muscles de la cuisse avec la bobine à fil fin à la division de 5 1/2. Les muscles de la jambe restent inexcitables.

7 novembre. — L'eschare est constituée par une ulcération centrale profonde, de la dimension d'une pièce de 2 francs, de deux ulcérations superficielles plus vastes s'étendant de chaque côté de l'ulcération centrale, en ailerons.

Depuis l'entrée, elle a subi une amélioration considérable sous l'influence des pansements secs répétés, et surtout des cathétérismes répétés toutes les sept heures qui ont mis fin à l'incontinence.

L'urine, à la suite de lavages vésicaux, est devenue parfaitement claire et limpide.

18 novembre. — La température se maintient élevée. OEdème des membres inférieurs prédominant du côté gauche.

22 novembre. — Depuis trois jours la vue s'est modifiée ; la malade a commencé à voir des brouillards, des nuages ; puis la vue à baissé progressivement et rapidement : l'œil gauche

n'y voit plus rien du tout, l'œil droit encore un peu, mais « comme à travers un brouillard ». Les pupilles sont dilatées et réagissent peu à la lumière, la gauche moins que la droite.

24 novembre. — L'amaurose est complète pour les deux yeux.

7 décembre. — Examen ophtalmoscopique pratiqué par M. Jacqueau.

« La papille optique présente, au niveau des deux yeux, une coloration rouge anormale avec, sur les bords, un aspect *lavassé* très flou. Ni hémorrhagie, ni exsudations rétiniennes ; le calibre des vaisseaux ne paraît pas altéré. Il s'agirait donc d'une névrite optique pure (névrite optique active et non pas névrite par stase), autant qu'on peut encore parler de cette vieille distinction. Au moment de l'examen, pupilles très dilatées et sans réaction à la lumière ».

12 décembre. — Depuis hier, l'incontinence, qui était évitée par des cathétérismes répétés toutes les sept heures, ne l'est plus que par des cathétérismes répétés toutes les deux heures, et encore pas toujours.

Eschare des dimensions d'une pièce de deux francs au niveau du talon gauche.

29 décembre. — L'incontinence signalée le 12 décembre n'a guère duré que trois ou quatre jours. Mais, depuis, il faut, pour l'éviter, sonder la malade toutes les quatre ou cinq heures. L'eschare fessière continue à creuser. L'eschare, noire et fétide du talon gauche augmente.

L'amaurose, presque absolue vers le milieu du mois (la petite malade avait la sensation d'un épais brouillard), s'est considérablement améliorée. Le brouillard s'est dissipé peu à peu ; la petite malade a commencé à s'apercevoir de la présence d'une malade à côté de son lit ; maintenant, elle distingue quelle est cette personne et peut même, à une distance d'un mètre, compter le nombre de doigts qu'on lui présente.

La température oscille entre 37° 5 et 38° 5 ; mais, de temps à autre, on note des poussées fébriles de trois ou quatre jours qui donnent à la courbe thermique quelque ressemblance avec celle d'une broncho-pneumonie.

15 janvier. — Depuis quelques jours la température s'est élevée, dépasse 39°. Point de côté à la base droite avec râles sans souffle. Depuis la reprise de la fièvre, la vision a un peu baissé. De plus, il faut la sonder toutes les trois ou quatre heures pour éviter l'incontinence. On a d'ailleurs remarqué que ce temps est d'autant plus court que la température est plus élevée.

La petite malade est un peu plus forte ; elle s'aide un peu pour se retourner dans son lit.

L'eschare sacrée va mieux.

Elle urine plus facilement quand elle est couchée sur le côté ; il faut alors la sonder toutes les deux heures.

La paraplégie est toujours flasque ; il s'est produit un amaigrissement notable des membres inférieurs. Pas de reflexe rotulien, ni de trépidation plantaire. Anesthésie toujours complète.

3 février. — Les deux poumons sont remplis de râles de haut en bas. Toux fréquente, expectoration muco-purulente. La paralysie des membres inférieurs est toujours totale, flasque. Abolition complète des réflexes. Ni réflexe plantaire, ni réflexe abdominal.

L'eschare sacrée s'améliore un peu ; néanmoins l'incontinence des matières fécales est continue depuis hier. L'anesthésie s'arrête circulairement un peu au-dessus de la base du thorax. Dans la zone d'anesthésie, la sensibilité, sous tous ses modes, est absolument abolie.

Les membres inférieurs sont très amaigris.

Les muscles du tronc qui, à l'entrée, étaient pris, ont recouvré un peu de leur force. La malade peut s'asseoir et se tenir assise.

L'encombrement pulmonaire augmente : dyspnée vive, cœur rapide (130).

Aujourd'hui la malade distingue une montre à environ 30 centimètres. Les pupilles sont toujours dilatées et égales ; elles réagissent très légèrement à la lumière.

11 février 1902. — La malade est morte ce matin, à 9 heures.

AUTOPSIE (26 heures après la mort).

Viscères. — Au niveau des *poumons* on constate de la bronchite purulente généralisée et des lésions typiques de bronchopneumonie. Rien de spécial à noter au niveau du *cœur*. *Péricarde* intact. Le *foie* n'est pas altéré ; la *rate* est assez volumineuse, violacée, un peu molle comme une rate infectieuse. Les *reins* sont un peu tuméfiés ; substance corticale un peu congestionnée. La *vessie* apparaît comme une masse dense, du volume moyen d'une poire, donnant au toucher la sensation d'un utérus un peu gros. Les parois, épaissies, sont fortement contractées sur une cavité très rétrécie. Quand on essaye de faire pénétrer du liquide dans cette cavité, on voit, après injection de 60 cc., le liquide ressortir par les uretères.

Système nerveux. — Le *cerveau* et le *mésencéphale* ne présentent, macroscopiquement, absolument rien d'anormal. Les méninges sont intactes, ne semblent même pas congestionnées. Pas d'hydropisie ventriculaire.

La *moelle* présente, à la partie inférieure de la portion dorsale, immédiatement au-dessus du renflement lombaire, sur une longueur de 6 à 8 centimètres, un aplatissement extrêmement net ; elle est réduite, à ce niveau, à un cordon grêle de couleur un peu jaunâtre, contrastant fortement avec la moelle de la région dorsale supérieure, qui a conservé son aspect normal. Les vaisseaux, à ce niveau, sont, eux aussi, grêles et atrophiés.

On prélève et on conserve dans un liquide approprié, pour être soumis à l'examen microscopique, la moelle, des fragments d'écorce cérébrale de chaque hémisphère, des fragments des nerfs sciatiques poplités externes droit et gauche, le nerf optique droit.

Après séjour de six jours de la moelle dans des alcools progressivement concentrés, on pratique des sections transversales. On se rend compte alors du degré considérable des lésions médullaires. Au niveau de la région dorsale inférieure, où les lésions sont maxima, la moelle apparaît grêle comme une plume de corbeau. A la coupe, l'intérieur apparaît entièrement ramolli et comme tunellisé. Il n'y a guère plus que l'enveloppe pie-mérienne et une bouillie centrale jaunâtre, plus ou moins rétractée. Ces altérations s'étendent bien, au moins, sur trois ou quatre centimètres. A leur limite supérieure et inférieure, on distingue encore la zone d'extension des foyers myélitiques qui pénètrent le renflement lombaire sous forme d'îlots jaunâtres en voie d'effritement et de ramollissement.

EXAMEN MICROSCOPIQUE. — L'examen microscopique a porté sur le segment dorsal inférieur et le renflement lombaire de la moelle, sur l'écorce cérébrale, les nerfs optiques et le sciatique poplité externe.

MOELLE. — *Résumé.* — Lésions de myélite aiguë diffuse avec maximum au niveau des cordons postérieurs et formation d'une cavité centrale.

Présence, au niveau des cordons postérieurs, dans l'intérieur de la cavité ou de ses parois, de très nombreuses cellules à aspect épithélioïde. Ces cellules sont très volumineuses, polyédriques par pression réciproque ou arrondies ; leur protoplasma est clair, translucide, ou très légèrement granuleux ; le noyau, souvent double, est très petit, arrondi. Ces cellules paraissent, tout d'abord, s'accumuler dans la gaine des vaisseaux, puis infiltrent d'une façon diffuse le tissu nerveux et, enfin, tombent dans la cavité centrale.

L'examen histologique porte sur les segments de la région dorsale inférieure ou de la région lombaire, soit au niveau même de la cavité produite par le ramollissement médullaire, soit au-dessous, dans les points où l'on voyait macroscopiquement une zone jaunâtre, infiltrant les segments médullaires, surtout au niveau des cordons postérieurs ; les fragments ont été fixés à l'alcool, inclus dans la celloïdine, colorés au carmin et au bleu de Unna.

Les lésions médullaires sont essentiellement diffuses ; les cornes antérieures, les cordons antérieurs et latéraux sont, en effet, le siège d'une infiltration très accusée de petites cellules, dont les noyaux, fortement teintés et rapprochés, ponctuent les préparations colorées par la méthode de Nissl. Les racines antérieures et postérieures sont également infiltrées de cellules inflammatoires ; les méninges sont un peu épaissies, mais contiennent, cependant, assez peu d'éléments cellulaires ; quant aux gros vaisseaux périmédullaires, ils sont peu lésés.

Mais le maximum des lésions se trouve très nettement au niveau des cordons postérieurs. Ces lésions commencent de suite en arrière de la commissure grise et envahissent presque tous les cordons postérieurs qui, même à un faible grossissement, semblent absolument disloqués, avec formation cavitaire centrale. Cependant, les parties latérales de ces cordons adjacents aux cornes supérieures sont bien moins lésées. Le septum névroglique qui sépare normalement les deux cordons postérieurs a totalement disparu et, à sa place, se trouve une cavité assez vaste, creusée en plein tissu nerveux.

Nous insisterons surtout sur le caractère de ces lésions postérieures et sur la présence, à leur niveau, d'éléments cellulaires spéciaux, volumineux, qui fourmillent dans toute l'étendue de la préparation. Si l'on examine les cordons postérieurs, dans les points où ils sont le moins lésés, c'est-à-dire tout à fait à la périphérie et assez loin de la cavité centrale, on voit que ces grosses cellules sont disposées surtout autour des vaisseaux, et comme dans leur gaine. Au centre, se voit, en effet, l'orifice du vaisseau et, tout autour, sont disposées très régulièrement des cellules formant une ou plusieurs rangées. Ces cellules frappent, tout d'abord, par leur dimension et leur aspect général. Elles sont très volumineuses, polyédriques par pression réciproque, et étroitement serrées les unes contre les autres. Lorsqu'il n'existe qu'une seule rangée de cellules autour du vaisseau, on a absolument l'aspect de la coupe d'un tube contourné du rein. Leur protoplasma, invisible sur les préparations colorées au bleu, apparaît sur les coupes colorées au carmin, comme assez réfringent, clair, translucide, sans granulations bien nettes ; le noyau est petit, arrondi, non échancré, fortement coloré et très souvent double ; il occupe à peine le dixième ou le vingtième de l'élément. En somme, comme aspect, dimension, forme, morphologie générale, on a absolument l'aspect de cellules épithéliales.

Ces cellules sont groupées, comme nous l'avons dit, le plus souvent, autour de vaisseaux leur formant une couronne simple, double ou triple ; mais on peut les voir également groupées sous forme d'îlots en plein tissu nerveux.

A mesure qu'on se rapproche de la cavité centrale creusée dans les cordons postérieurs, ces cellules deviennent de plus

en plus abondantes et infiltrent d'une façon absolument diffuse
tout le tissu médullaire. En même temps elles deviennent plus
volumineuses encore et forment comme un pavé épithélial
presque continu ou traversé et labouré par quelques travées
névrogliques qui dissocient les cellules et les groupes en îlots
ou en bandes.

Enfin, plus au centre, les cellules sont tombées dans la cavité
centrale qu'elles remplissent à peu près totalement. Elles ont
alors changé d'aspect et de forme ; elles sont devenues exacte-
ment circulaires et leur protoplasma s'est rempli de fines granulations probablement de nature graisseuse. Au reste, on note
entre elles de grandes variétés ; certaines sont véritablement
géantes et d'autres conservent les dimensions moyennes. Elles
forment, à elles seules, presque tout le contenu de la cavité
centrale.

Au niveau du cordon postérieur, les lésions se résument
presque dans la présence de ces volumineuses cellules épithélioïdes, disposées comme nous venons de le dire ; il n'existe
ni oblitérations vasculaires, ni petites cellules inflammatoires.
Toutefois, en certains points, notamment à la partie posté-
rieure, on aperçoit des nodules assez volumineux formés de
nombreuses cellules pressées les unes contre les autres, réduites presque à leur noyau et ressemblant assez aux cellules
inflammatoires vulgaires ; et, ce qu'il y a d'assez remarquable,
c'est qu'à la périphérie de certains de ces îlots on voit les cellules se grouper, prendre une écorce protoplasmique de plus
en plus apparente et, finalement, se rapprocher beaucoup,
comme aspect, des cellules épithélioïdes précédemment décrites.

Ecorce cérébrale. — L'écorce cérébrale des deux hémi-
sphères, examinée sur des coupes colorées au carmin et à la
méthode de Nissl, présente des lésions qui sont extrêmement
nettes. Comme topographie, ces lésions intéressent à la fois
les diverses couches de la substance grise et la substance
blanche, mais elles sont peut-être plus accusées au niveau de
cette dernière partie.

Les méninges ont conservé leur aspect normal : les mailles
de la pie-mère et ses vaisseaux ne présentent pas d'altérations.
Au niveau de la substance blanche, il existe une infiltration

très abondante de fines cellules à noyau fortement coloré. Cette infiltration, cette ponctuation apparaît surtout nettement si on compare une des coupes à une préparation de substance centrale saine. Ces fines cellules surajoutées, que l'on voit à la fois dans la substance blanche et la substance grise, ne sont nullement groupées autour des vaisseaux, des fines artérioles ou dans leur gaines ; au contraire, on est frappé de l'intégrité de ces vaisseaux et l'infiltration est véritablement diffuse et interstitielle. Ces cellules affectent l'aspect habituel; elles paraissent presque réduites à leur noyau, et c'est à peine si on peut distinguer autour de lui une fine écorce protoplasmique ; certaines, cependant, ont quelques tendances à revêtir un aspect vésiculeux. Les cellules nerveuses de l'écorce présentent bien quelques lésions de chromatolyse, mais ces lésions sont relativement peu importantes comparées aux lésions interstitielles. En somme lésions d'encéphalite aiguë diffuse.

NERF OPTIQUE. — Le nerf optique du côté droit a été fixé à l'aide de l'acide osmique et conservé dans l'alcool. Sur de très fines coupes longitudinales on peut se rendre compte qu'il ne reste plus trace de fibres nerveuses à myéline, mais on trouve seulement des cellules granuleuses colorées en noir par l'osmium, infiltrées dans un stroma névrolgique assez dense.

NERF SCIATIQUE POPLITÉ EXTERNE. — La plupart des fibres nerveuses, dissociées après fixation osmique, ont conservé leur aspect normal ; mais on en trouve un très grand nombre qui présentent les lésions classiques et accentuées de la névrite parenchymateuse dégénérative (segmentation de la myéline en boules, multiplication des noyaux, etc).

Par la lecture de cette observation, on voit donc que l'affection a débuté par des troubles du côté de la marche; que, rapidement, à huit jours d'intervalle, les deux jambes successivement se sont paralysées et que, trois semaines après, apparut l'incontinence des urines et des matières fécales. Le diagnostic ne pouvait donc s'égarer: il fallait attribuer les troubles

observés à une lésion organique du système nerveux
central, ce que venait encore confirmer l'apparition
d'une eschare fessière survenue vers le dixième
jour d'alitement. Quant aux troubles de la sensibilité,
ils furent, dès le début, et restèrent jusqu'à la fin
presque exclusivement objectifs. Jamais de troubles
subjectifs, même pas de fourmillements au niveau
des extrémités. Les nerfs périphériques, les masses
musculaires ne furent jamais douloureux, ni spon-
tanément, ni à la pression ; l'atrophie musculaire
des régions paralysées fut à peine dessinée. Jamais
de contractures ; les reflexes tendineux, abdominal
et plantaire ont toujours été complètement abolis.
Aussi, ne pouvait-on pas songer à une paralysie
infantile, ni à une névrite périphérique dont les
caractères cliniques manquaient. On se rattache à
l'idée d'une myélite, et on traite la malade par les
injections d'huile grise et l'iodure de potassium à
l'intérieur à la dose de quatre grammes. D'autre
part, les cathétérismes répétés toutes les sept heures
améliorent l'incontinence et contribuent également,
avec les pansements secs, à l'amélioration de
l'eschare. Il semble donc qu'à ce moment un mieux
relatif se soit produit, lorsque, le 10 novembre, trois
semaines après l'entrée de la malade à l'hôpital,
surviennent des troubles visuels: la malade ne voit
plus que comme à travers un brouillard et, en quelques jours, l'amaurose devient complète. Cette cécité
dure une quinzaine de jours, puis s'améliore assez
rapidement. Tout au contraire, les symptômes de
myélite s'aggravent à partir de cette époque; l'incon-

tinence augmente, il faut sonder la malade toutes les deux heures, et encore l'incontinence n'est-elle pas toujours évitée. Une eschare de la dimension d'une pièce de deux francs apparaît au niveau du talon gauche et, ainsi que l'eschare sacrée, augmente de jour en jour, devient de plus en plus noire et fétide.

Quant à la température, elle se tient au voisinage de la normale ; parfois elle monte à 38° 5, et on remarque alors que l'incontinence suit pour ainsi dire la courbe thermique : plus est élevée la température, plus marquée est l'incontinence vésicale et, par suite, plus fréquemment doit-on sonder la malade.

Finalement, la petite malade fait une complication secondaire au niveau de ses poumons : point de coté, souffle, râles ; en somme, signes sthétoscopiques nets d'une broncho-pneumonie qui emporte la malade.

En somme, on voit donc que l'affection a débuté par des signes de myélite nets et que, secondairement s'est greffée sur l'affection initiale une névrite optique aiguë qui a parcouru un cycle complet, allant d'un simple trouble de la vue à une amaurose complète, et de l'amaurose à la réintégration de l'acuité visuelle presque normale. Nous ferons tout de suite remarquer la marche singulière de cette myélite qui ne se manifesta jamais par aucun symptôme douloureux : l'anesthésie était presque complète, et cependant les lésions fort peu prononcées. Jamais de mouvements involontaires, ni de douleurs spontanées. Pas de rachialgie non plus.

Nous reparlerons plus longuement des lésions microscopiques observées, au chapitre de l'anatomie pathologique où nous nous proposons d'établir une comparaison entre ces lésions et celles relatées par les auteurs.

CHAPITRE III

Symptomatologie de la neuro-myélite
optique aiguë.

Il est bien rare que, dans les cas de neuro-myé-
lites optiques aiguës, la névrite optique et la myélite
évoluent simultanément et, à l'analyse des observations, on peut se rendre compte que la névrite optique précède presque toujours l'apparition de la
myélite. Il en était ainsi dans la presque totalité des
observations rapportées dans la thèse de Gault, et
Katz note expressément que, sur les 21 cas recueillis
par lui dans la littérature médicale, cette précession de la névrite optique sur les phénomènes
médullaires s'est manifestée dans 16 cas, c'est-à-
dire dans les 4/5e des faits. On se souvient, cependant. que, dans notre fait personnel, la névrite optique survint au cours de la myélite, environ un mois
et demi après l'apparition de la paraplégie. C'est

justement là ce qui permit au diagnostic de ne pas s'égarer ; car dans la plupart des observations où la névrite ouvrit la scène, le diagnostic fut, sinon erroné, du moins incertain, et ce n'est qu'à l'apparition des symptômes manifestes de myélite qu'on put rattacher la névrite optique à sa véritable cause et n'en faire, en somme, qu'un épiphénomène de la myélite.

Quoiqu'il en soit, lorsque la névrite précède la myélite, elle peut se manifester isolément pendant plusieurs semaines. L'affection s'annonce par des troubles visuels : l'acuité visuelle diminue, le malade voit les objets à travers un brouillard et, devant l'affaiblissement progressif de sa vue il va, à ce moment, généralement, consulter un ophtalmologiste. Celui-ci diagnostique, de par les symptômes sujectifs et l'examen ophtalmoscopique, une névrite optique de nature indéterminée, et c'est parfois seulement après le quatrième septenaire, ou après le second mois que surviennent les symptômes paralytiques des membres inférieurs, capables d'expliquer la provenance de la névrite.

On peut alors avoir affaire à deux formes de névrite : la papillite proprement dite ou la névrite rétro-bulbaire, et, dans les deux cas, les symptômes peuvent être assez différents.

1º *Papillite*. — C'est là la forme que l'on observe le plus fréquemment dans la neuro-myélite optique aiguë. Elle était assez nette dans notre observation et Gault la trouve dans les trois-quarts des cas qu'il

rapporte. L'affection s'annonce par un affaiblissement de la vue, soit que le malade ait toujours un
nuage devant les yeux, soit que les objets lui apparaissent flous et peu distincts.

Les deux yeux sont toujours pris, mais il est rare
qu'ils le soient simultanément et il est fréquent
d'observer un intervalle de quelques jours ou même
d'une semaine entière, entre l'apparition des symptômes visuels au niveau de l'un et de l'autre œil. Que
la névrite optique atteigne simultanément ou suces-
sivement les deux yeux, qu'elle évolue avant ou
après la myélite, les troubles oculaires augmentent
en général rapidement et aboutissent à l'amaurose
bilatérale totale. Il arrive donc un moment où le
malade ne voit plus rien ; car, même lorsque le
second œil ne se prend que huit jours après le premier, celui-ci n'a pas encore commencé sa phase
régressive. Les mouvements de l'œil ne déterminent
presque jamais de douleurs et on ne signale pas non
plus des troubles dans la vision des couleurs.

Voilà les signes subjectifs de la papillite. Si maintenant, on pratique un examen du fond de l'œil à
l'ophtalmoscope, on constate des phénomènes assez
nets.

Tout d'abord, assez souvent les pupilles sont dilatées et réagissent assez mal à la lumière. Dans notre
cas ce symptôme était d'une netteté absolue. A
l'opthalmoscope, la papille optique présente une
coloration rouge anormale avec, sur les bords, un
aspect lavassé, très flou ; les lésions peuvent s'en
tenir là et ne pas être plus accentuées. Plus souvent,

cependant, on voit une papille d'un rouge grisâtre, turgescente, trouble, sans limites précises, avec un aspect strié des bords. Les artères sont devenues filiformes ; les veines, au contraire, sont extrêmemement dilatées, tortueuses. Elles sont parfois interrompues par place, par suite du développement d'exsudats. On voit aussi quelquefois des hémorrhagies au niveau de la papille et les parties les plus voisines de la rétine participent à l'inflammation. Lorsque les lésions n'existent que dans un seul œil, la comparaison des deux papilles permet de mieux juger encore de l'intensité des phénomènes.

Nous ferons remarquer que, au cours d'une papillite, il arrive que les lésions peuvent être très étendues et de grande intensité, alors que les troubles fonctionnels sont presque insignifiants ; d'autres fois, ce sont les lésions qui sont à peine ébauchées, tandis que les troubles de la vue sont très marqués.

Même dans les cas où l'opthalmoscope montre une papille avec des lésions intenses, l'amaurose ne persiste pas indéfiniment. Au bout d'un temps plus ou moins long, variant, du reste, de quelques jours à quelques semaines, l'amaurose s'améliore considérablement : il est exceptionnel, en effet, qu'elle reste totale. Peu à peu le brouillard se dissipe, le malade commence à s'apercevoir de la présence d'une personne ou des objets qui l'environnent. Puis il distingue quelle est cette personne, quelle est la forme des objets qui lui sont présentés. Il peut même récupérer son acuité visuelle normale, dans les cas où l'affection comporte un pronostic favorable. Gault cite même des cas où le malade, emporté par la marche ascendante de sa myélite, est « mort guéri » relativement à sa névrite. Disons, maintenant, quelques mots de la seconde forme, de la névrite rétro-bulbaire.

2o *Névrite rétro-bulbaire*. — Cette forme est relativement rare puisque, dans les vingt-cinq observations connues de neuro-myélite optique aiguë, elle n'a été observée que six ou sept fois. Comme dans la papillite, elle débute par un affaiblissement de la vue, mais souvent on constate une dyschromatopsie intense. Un œil se prend tout d'abord et, pendant quelques jours, il y a amaurose complète. Au bout de quelques semaines, le pouvoir visuel peut se rétablir complètement, mais le second œil ne tarde pas à se prendre, il peut passer par la phase amaurotique, puis régressive. Mais quoiqu'il en soit, à un moment donné, les deux yeux présentent un affaiblissement marqué de la vue. Le champ visuel présente des modifications intéressantes, consistant en hémianopsies variées, hémianopsie temporale, par exemple comme dans le cas de Erb. Le symptôme le plus important observé dans cette forme est la présence d'un scotome central, avec perte du réflexe pupillaire. Très souvent également le malade accuse une cécité complète pour les couleurs.

A l'examen ophtalmoscopique on ne trouve, au début, aucun signe bien marqué. A peine observet-on un peu d'hyperhémie avec légère tuméfaction de la papille.

Cette forme peut régresser comme la papillite et, au bout d'un temps plus ou moins long, l'affaiblissement de la vue peut, en partie tout au moins, disparaître et le malade revivre à la lumière.

C'est de Graefe le premier qui décrivit cette forme sous le nom de névrite rétro-bulbaire, et Abadie pensa qu'il fallait la rapporter à une hémorrhagie vaginale du nerf optique. Leber et Samelsohn, qui l'ont bien étudiée, ont constaté l'atrophie du nerf au niveau du chiasma et dans le trajet intra-orbitaire et ils considéraient la névrite rétro-bulbaire comme une névrite interstitielle localisée au niveau du canal optique.

Dans quelques observations on note que les malades atteints de névrite rétro-bulbaire se plaignaient de douleurs de tête, dans la région frontale, qu'exaspéraient surtout les mouvements des yeux. Ces douleurs étaient parfois extrêmement vives.

Telles sont les deux formes de névrite optique que l'on peut observer dans la neuromyélite; il nous reste maintenant à dire quelques mots sur la symptomatologie de la myélite aiguë.

3° *Myélite aiguë*. -- Les symptômes observés sont ceux d'une myélite aiguë ordinaire ; le plus souvent l'affection s'installe insidieusement et, comme nous l'avons dit, si, fréquemment elle suit les symptômes de névrite, elle peut aussi inaugurer la scène morbide. Le début a lieu par la faiblesse des jambes ;

le soir le malade est fatigué au point de ne pouvoir
se soutenir. Cette faiblesse des jambes va en
augmentant progressivement jusqu'au jour où la
paralysie devenant complète, le malade se voit dans
l'impossibilité absolue de marcher. Une seule
jambe peut se prendre tout d'abord et ce n'est qu'au
bout de quelques jours, dans ce cas, que les signes
de paralysie apparaissent dans l'autre membre.
Finalement, en quinze jours, trois semaines au plus,
la paralysie des deux jambes est complète et le
malade est obligé de s'aliter.

Tous les symptômes alors de la myélite aiguë font
leur apparition. Les premiers en date après la paraplégie sont les troubles sphinctériens. L'incontinence de l'urine et des matières fécales s'installe
progressivement. Les urines deviennent rapidement
troubles et, si on ne prend la précaution de sonder
minutieusement le malade par des cathétérismes
systématiquement répétés et rapprochés, ainsi que
l'a bien établi M. le professeur Weill, l'incontinence,
l'infection et l'eschare sacrée augmenteront de plus
en plus.

Les douleurs en ceinture, la rachialgie qui sont des
phénomènes constamment signalés par les auteurs
dans les myélites aiguës de nature syphilitique, se
voient également. Mais il n'est pas rare de les voir
manquer. Dans notre observation, en particulier, à
aucun moment de son évolution clinique la petite
malade ne se plaignit de douleurs quelconques. En
revanche les troubles objectifs de la sensibilité sont
très marqués. On observe une anesthésie, le plus

souvent complète, remontant plus ou moins haut.
La plupart des observations notent qu'elle remontait
jusqu'à mi-hauteur du thorax. La bande d'hyperes-
tésie au-dessus de la zone d'anesthésie a été notée,
mais nullement d'une manière régulière. Enfin le
syndrome de Brown-Séquard a pu être observé. On
voit donc qu'en somme les troubles de la sensibilité
sont assez variables.

Quant aux réflexes, ils sont, le plus souvent, complètement abolis, tout au moins dans les paralysies
flasques. Dans quelques observations citées par
Gault, ils étaient augmentés, mais alors on notait un
peu de contracture; il y avait, surtout dans la dernière période, des mouvements fibrillaires des
muscles.

Le sens musculaire est généralement perdu, et le
malade ne peut, le plus souvent, dire dans quelle
position on place ses jambes, ni même parfois quelle
est la jambe que l'on déplace.

Les membres supérieurs sont, le plus souvent,
épargnés, sauf dans les cas, assez rares du reste, où
la maladie a revêtu une marche ascendante.

Les troubles trophiques se voient assez fréquemment. On se rappelle que, dans notre cas, l'eschare
sacrée apparut vers le dixième jour d'alitement et
que, un mois après l'entrée de la malade à l'hôpital,
s'établit également une nouvelle eschare au talon
gauche. Dans le cas d'Achard et Guinon on vit aussi
des eschares se produire au niveau des trochanters
et des talons. Il semble qu'elles apparaissent plus
particulièrement dans les cas qui se sont terminés

par la mort. Elles assombrissent le pronostic par leur tenacité désespérante et sont souvent le point de départ d'une infection qui emporte le malade.

En somme, toutes les variations peuvent se voir pour ce qui a trait à l'évolution et à l'intensité de cette myélite. Passagère et curable dans certains cas où l'on voit, lentement il est vrai, survenir la guérison, elle revêt, dans d'autres, une allure ascendante plus ou moins aiguë, et la mort peut survenir soit du fait de la marche ascensionnelle du processus myélitique par paralysie du diaphragme ou troubles de la déglutition, soit du fait de complications secondaires diverses, d'ordinaire consécutives à l'eschare (érysipèle, broncho pneumonie, infection septique, etc.).

Nous en avons fini avec la symptomatologie de la myélite et de la névrite optique ; maintenant que nous connaissons leurs phases cliniques, il ne nous reste plus grand chose à dire sur les relations de ces deux affections.

Au cours de la description que nous avons faite, on voit, en effet, qu'il existe entre la névrite optique double et la myélite une certaine indépendance et même une certaine discordance de marche et d'évolution. Chacune des deux affections parcourt en quelque sorte, son cycle d'une façon indépendante et il n'est pas rare de voir la phase d'amélioration de la névrite coïncider avec la période d'acmé des symptômes myélitiques et voir le malade mourir de sa myélite, au moment où il assistait à la réparation graduelle de ses symptômes visuels. Toutefois, il faut retenir que si, presque toujours, la névrite optique propre ment dite ou la névrite rétrobulbaire tendent à la guérison, il en est de même pour la myélite qui passe également par des phases analogues, comme durée, de progression, d'état et de régression. Dans de nombreux cas, la guérison survint et si, chez la malade qui fait le sujet de notre observation, la broncho-pneumonie avait pu être évitée, nul doute que l'enfant n'ait parfaitement guéri. Quelque temps avant sa mort, en effet, les muscles du tronc qui, à l'entrée, étaient pris, avaient recouvré un peu de leur force et la malade pouvait s'asseoir et se tenir assise dans son lit. La paralysie rentrait donc dans la voie de la régression et l'on aurait pu espérer une issue favorable, si les signes pulmonaires n'avaient pas commandé un pronostic fatal.

CHAPITRE IV

Anatomie pathologique.

A propos de l'historique, nous avons vu que peu nombreux étaient les cas où un examen nécropsique minutieux avait été fait. Gault, dans sa thèse, ne cite que trois observations ayant quelque valeur à ce point de vue, et encore n'y a-t-il guère que l'observation d'Achard et Guinon et celle de M. le professeur agrégé Devic, où l'examen microscopique des lésions ait été pratiqué. Depuis cette thèse, on a bien publié quelques nouveaux cas avec autopsie, mais, seuls, les opthalmologistes se sont occupés de la question, et c'est à Bielschowsky, un Allemand, qu'on doit une étude minutieuse des lésions des nerfs optiques dans quatre faits nouveaux de névrites optiques associées à des myélites. Enfin, dans l'observation de MM. Weill et Gallavardin, on a vu qu'un examen complet et minutieux du myélencéphale avait été fait.

Nous commencerons, tout d'abord, par étudier les lésions de la névrite optique, pour terminer par celles, plus complexes, de la myélite.

1° *Lésions du nerf optique.* — Beaucoup des auteurs qui ont eu la bonne fortune d'autopsier des sujets ayant, pendant leur vie, présenté les phénomènes de la névrite optique double, se contentent, à propos des lésions du nerf optique du terme vague d'inflammation. Peu ont essayé de pousser des recherches plus précises. Gault constate que Fuchs, un des premiers, parle de névrite dégénérative, c'est-à-dire d'atrophie. Dans l'observation qu'il publie, Drechsfeld insiste sur un point de sclérose à l'extrémité périphérique du nerf optique. « L'extrémité périphérique des nerfs optiques, dit-il, présentait une masse d'un tissu presque entièrement fibreux et comprenant, en outre, de nombreuses cellules embryonnaires entre les fibres nerveuses qui n'étaient pas, cependant, autrement altérées. Pas d'hémorrhagie appréciable ou de congestion des vaisseaux sanguins. Ces troubles ne s'étendaient pas, dans la rétine, au delà de la papille ». On voit donc, qu'en somme, les troubles nerveux, chez lui, n'étaient nullement altérés. Achard et Guinon, Devic, chacun dans leur observation personnelle, constatent, pour la première fois, une disparition presque complète des tubes à myéline. Seulement pour Achard et Guinon, les tubes à myéline auraient disparu partout, sauf à la périphérie, où l'on constatait quelques faisceaux offrant l'aspect normal.

Dans le cas de Devic, au contraire, c'est à la périphérie que les lésions semblent le plus marquées
et dans presque tous les tubes qui possèdent un peu
de leur gaine de myéline, celle-ci est-elle encore
discontinue et nettement fragmentée.

Tous deux signalent encore, dans les cloisons
péri-fasciculaires, la présence de nombreuses cellules qui, entourant les vaisseaux, même les plus fins,
distendent les espaces péri-vasculaires. Ces cellules,
sous l'influence des réactifs colorants de la graisse
et de la myéline, prennent une teinte qui rappelle
celle des corps granuleux. Quant à l'étendue des
lésions, il n'en est fait nullement mention.

Seuls Achard et Guinon constatent que les lésions
se continuent jusqu'au niveau des bandelettes
optiques.

Dans notre cas personnel, on trouve également
les mêmes lésions : sur de très fines coupes longitudinales, il ne reste plus trace de fibres nerveuses à
myéline, et l'on voit nettement des cellules granuleuses, colorées en noir par l'osmium, infiltrées
dans un stroma névroglique assez dense.

Bielschowsky a fait une étude minutieuse de ces
lésions dans quatre cas qu'il eut à examiner. Il insiste
sur leur distribution topographique au niveau des
voies optiques qui, sur toute leur longueur, sont
plus ou moins altérées. Il trouve, toutefois, que le
maximum des lésions prédomine en avant du
chiasma. Enfin, il insiste tout particulièrement sur
leur aspect micrographique.

Katz trouve, à l'autopsie, un nerf fortement ré-

duit dans son épaisseur et son volume, mais
aucune trace de périnévrite. Microscopiquement le
centre du nerf optique était plus altéré que la sur-
face, et cette altération consistait également avant
tout, en une destruction des fibres nerveuses.
Aussi Katz voit-il, là, une inflammation parenchymateuse du nerf optique analogue à celle qui com-
plique souvent l'ataxie locomotrice, et il suppose,
ainsi que nous le verrons dans la pathogénie,
qu'une cause nuisible, inconnue encore, va porter
son action et sur le nerf optique et sur la moelle
épinière.

D'après ce que nous venons de dire, on voit donc
que les renseignements sont assez vagues et ne
permettent pas d'être très affirmatif sur le siège
exact et le mode de propagation des lésions. Nous
verrons, toutefois, dans un instant, et nous insisterons, sur ce point intéressant, que, dans notre observation, il y avait une véritable encéphalite diffuse
formant, en quelque sorte, comme un trait d'union
entre les lésions médullaires diffuses et les lésions
des nerfs optiques.

Voyons maintenaut quelles sont les lésions constatées au niveau de la moelle.

2o *Moelle*. — Dans toutes les observations publiées on voit que au niveau de la moelle, il n'y a nul-
ment des altérations cellulaires fines, des lésions
systématiques de la colonne grise (telles qu'on
les voit dans les poliomyélites), mais des altérations
grossières, analogues, à celles rencontrées dans les

myélites diffuses les plus aiguës, c'est-à-dire des zones de ramollissement, des foyers de nécrose avec ou sans aspect cavitaire.

Dans l'observation de Dreschfeld on lit que la portion périphérique de la moelle formait une sorte d'enveloppe centrale, qui était convertie en une masse molle rougeâtre, pouvant être séparée de la périphérie sous forme d'un cylindre ; un peu plus haut on trouvait encore une masse ramollie occupant la moitié droite de la moelle. Il en était de même dans l'observation de Sharkey, dans la nôtre, où la moelle, au niveau de la région dorsale inférieure, était réduite à un étui pie-mérien renfermant quelques débris ramollis et diffluents. La coupe montrait, en effet, un intérieur entièrement ramolli et comme tunnellisé sur une hauteur de trois à quatre centimètres. Aux limites supérieure et inférieure des altérations on distinguait encore la zone d'extension des foyers myélitiques, pénétrant le renflement lombaire sous forme d'îlots jaunâtres en voie d'effritement et de ramollissement.

Donc altérations médullaires grossières, nettement visibles macroscopiquement, telles qu'on les voit d'ordinaire dans la myélite diffuse aiguë, voilà ce que l'on constate. Il est à remarquer seulement que les lésions prédominent généralement au niveau du renflement cervical ou du renflement dorso-lombaire

Quant aux *lésions microscopiques* elles sont variables. Toujours, cependant, les lésions médullaires sont extrêmement diffuses.

Les méninges sont un peu épaissies, mais contiennent assez peu d'éléments cellulaires. Les gros vaisseaux périmédullaires présentent de très légères altérations.

Les cellules nerveuses des cornes antérieures sont plus ou moins touchées ; nombre d'entre elles ont conservé leur aspect normal ; d'autres, au contraire, présentent des degrés variables de chromatolyse ; et certaines sont même complètement atrophiées. Mais ces altérations cellulaires paraissent, le plus souvent, secondaires aux lésions diffuses et n'affectent nullement la régularité et l'uniformité que l'on constate dans les poliomyélites véritables. Les racines antérieures et postérieures sont infiltrées de cellules inflammatoires. Il en est de même pour les cordons antérieurs et latéraux qui sont le siège d'une infiltration très accusée de petites cellules dont les noyaux sont très rapprochés et fortement teintés par les colorants. Parfois, les faisceaux pyramidaux présentent de la sclérose descendante, ce qui explique que, dans certaines observations, celle de Devic en particulier, on ait eu de l'exagération des réflexes, des contractures et du tremblement. Dans notre cas les réflexes étaient abolis et jamais l'on n'observa de contractures, ni du tremblement, car le maximum des lésions prédominait au niveau des cordons postérieurs ; et le faisceau pyramidal du cordon latéral ne présentait pas de sclérose.

C'est, en effet, au niveau des cordons postérieurs que l'on trouve le plus nettement, en général, le maximum des lésions. Ces lésions commencent de suite en arrière de la commissure grise et envahissent presque tous les cordons postérieurs qui, même à un faible grossissement, semblent absolument disloqués avec formation cavitaire centrale le plus souvent. Cependant les parties latérales de ces cordons adjacentes aux cornes postérieures sont bien moins lésées. Le septum névroglique, qui sépare normalement les deux cordons postérieurs a totalement disparu et, à sa place, se trouve une cavité assez vaste creusée en plein tissu nerveux ou simplement du tissu fibreux reliant les deux cordons.

Enfin, ce qu'il y a de remarquable au niveau de ces lésions postérieures, c'est la présence d'éléments cellulaires spéciaux volumineux, qui fourmillent dans toute la préparation. Ces cellules, analogues comme aspect, forme, dimensions, morphologie générale aux cellules épithéliales sont groupées, le plus souvent, autour des vaisseaux, leur formant une couronne simple, double ou triple ; mais on peut les voir également groupées sous forme d'ilots en plein tissu nerveux. Les vaisseaux sont atteints de périartérite, parfois, ou d'endo-péri-artérite comme dans le cas de Devic ; mais ils peuvent être sains, ne pas y avoir d'oblitération vasculaire, comme dans le cas d'Achard et Guinon.

Pour la description complète de ces cellules épithélioïdes que nous avons signalées, nous renvoyons le lecteur au chapitre II de cet ouvrage afin de ne pas retomber dans des redites. Nous nous contenterons de signaler ici les interprétations données au sujet de la nature et de l'origine de ces cellules épithélioïdes.

Signalées pour la première fois semble-t-il par Leyden, elles ont été décrites par quelques auteurs, Ribbert entre autres.

Dans l'observation d'Achard et Guinon les descriptions histologiques des lésions semblent absolument calquées sur celle que nous avons donnée. On voit le même aspect des cellules, le même modede groupement. Il en est de même dans le cas de Devic, et Gault, qui donne à ces éléments cellulaires, le nom de corps granuleux, les trouve « au voisinage des vaisseaux qu'ils entourent, dit-il, parfois comme d'un manchon cellulaire, au point de simuler un épithélium ».

De multiples interprétations ont été données au sujet de la nature et de l'origine des cellules épithélioïdes.

Küssner et Brosin admettent qu'il s'agit, là, simplement de leucocytes, et ils décrivent trois stades dans l'évolution des lésions : ils seraient caractérisés par la présence, dans le premier, de leucocytes ordinaires ; dans le second de corps granuleux plus volumineux ; dans le troisième, de vacuoles apparues dans la substance nerveuse.

Achard et Guinon acceptent bien cette interprétation pour celles de ces cellules infiltrant d'une façon diffuse le tissu médulaire, mais ils admettent que celles formant des couronnes régulières autour des des vaisseaux « proviennent directement des éléments fixes des espaces péri-vasculaires ayant

proliféré sous l'influence de la cause pathogène.
Ces cellules, revenant à l'état embryonnaire, ont pris
les aptitudes des leucocytes et sont devenues capables d'absorber une grande quantité de graisse et de
myéline, comme dans les expériences de M. Ran-
vier sur la résorption de la myéline ».

Cette origine aux dépens des cellules fixes de l'ad-
ventice des vaisseaux est aussi celle admise par
Leyden.

Enfin d'autres auteurs décrivent, comme produits
de transformation des cellules névrogliques, certains éléments épithélioïdes qui ont une certaine
ressemblance avec ceux dont nous avons parlé.

Quant à MM. Weill et Gallavardin, ils pensent
que ces cellules ont *la même signification et la même
origine que celles que l'on trouve dans les différents
processus inflammatoires du système nerveux*. La
raison de la transformation de ces éléments en cellules vésiculeuses et épithélioïdes tient, pour eux,
aux conditions de terrain spéciales que le tissu nerveux offre à ces cellules au point de vue de leurs
échanges nutritifs. Il semble, en effet, qu'en milieu
nerveux, les cellules inflammatoires aient une tendance plus marquée que dans d'autres tissus à
prendre cet aspect vésiculeux. C'est là l'opinion de
M. le professeur Tripier dont la compétence est
grande en la matière. Mais, comme les inflamma-
tions du système nerveux sont loin de présenter,
toutes, cette sorte de cellules, il faut bien admettre
que les conditions tenant au milieu ne suffisent pas,
et il est probable que c'est dans le processus inflam-

matoire lui-même, sa durée, sa marche, son mode d'évolution enfin, qu'il faut chercher les autres conditions véritablement efficientes. Peut-être cette transformation, si curieuse, des cellules inflammatoires en cellules épithélioïdes se produit-elle surtout dans les cas à évolution subaiguë ou torpide. C'est là un point, du reste, que le petit nombre d'observations publiées ne permet pas encore de préciser.

Quoique l'étude de ces cellules épithélioïdes soit plutôt du ressort anatomo-pathologique de la myélite aiguë ordinaire, il nous a paru intéressant d'y insister quelque peu ; car leur présence a été signalée dans les trois observations de neuro-myélite optique aiguë où il a été fait un examen microscopique de la moelle : celles de MM. Achard et Guinon, Devic, Weill et Gallavardin.

Nous en avons fini avec les lésions principales signalées dans la neuro-myélite ; mais, assez souvent, ces lésions ne se cantonnent pas dans la moelle et les nerfs optiques, on en retrouve au niveau des nerf périphériques. Quelques auteurs les ont notées. De plus, dans notre cas personnel, l'écorce cérébrale fut trouvée être le siège d'une encéphalite diffuse dont il nous reste à parler.

3° *Nerfs périphériques*. — Quelques auteurs avaient découvert des lésions, très légères il est vrai, au niveau des nerfs périphériques. Ces lésions n'existaient pas, toutefois, dans le cas de Devic. Dans celui de Fuchs, on trouva, « du côté des nerfs périphériques et des muscles, le tableau bien connu de la névrite dégénérative » ; dans celui d'Achard et Guinon, si la très grande majorité des fibres du médian et du sciatique étaient saines, quelques-unes présentaient cependant des lésions de névrite dégénérative. On a vu, enfin, que dans notre observation personnelle, ces lésions de névrite périphérique (segmentation de la myéline en boules, multiplication des noyaux, etc.) étaient réellement assez accusées au niveau du sciatique poplité externe.

2° *Ecorce cérébrale.* — L'examen microscopique de l'écorce cérébrale, si nous exceptons notre fait personnel, n'a été fait qu'une seule fois par Dreschfeld, qui déclare, du reste, « n'avoir constaté aucune lésion dans les différentes parties du cerveau ». Achard et Guinon, Devic signalent seulement que, macroscopiquement, la substance cérébrale ne présente pas, aux coupes de Pitre, de signes d'œdème, ni d'altérations appréciables.

Dans notre observation, il existait, au contraire, des lésions encéphaliques diffuses d'une extrême netteté. Comme topographie, ces lésions intéressaient à la fois les diverses couches de la substance grise et de la substance blanche, mais étaient peutêtre plus accusées au niveau de cette dernière partie.

Voici, en effet, les lésions qu'on observa sur des coupes colorées au carmin et à la méthode de Nissl.

Les méninges ont conservé leur aspect normal ; les mailles de la pie-mère et des vaisseaux ne présentent

pas d'altérations. Au niveau de la substance blanche
il existe une infiltration très abondante de fines cellules à noyau fortement coloré. Cette infiltration,
cette ponctuation apparaît surtout nettement si on
compare une des coupes à une préparation de substance centrale saine. Ces fines cellules surajoutées,
que l'on voit à la fois dans la substance blanche et la
substance grise ne sont nullement groupées autour
des vaisseaux, des fines artérioles ou dans leurs
gaines ; au contraire, on est frappé de l'intégrité de
ces vaisseaux, et l'infiltration est véritablement diffuse et interstitielle. Ces cellules affectent l'aspect
habituel ; elles paraissent presque réduites à leur
noyau, et c'est à peine si l'on peut distinguer autour
de lui une fine écorce protoplasmique ; certaines,
cependant ont quelque tendance à revêtir un aspect
vésiculeux. Les cellules nerveuses de l'écorce présentent bien quelques lésions de chromatolyse, mais
ces lésions sont relativement peu importantes, comparées aux lésions interstitielles.

En somme, comme on le voit, il y avait, en un mot,
une *véritable encéphalite diffuse,* et ce n'est pas là le
point le moins intéressant de notre observation que
la constatation de ces lésions d'encéphalite formant
en quelque sorte un trait d'union entre les lésions
médullaires diffuses et les altérations des nerfs optiques, véritable émanation de la substance blanche
cérébrale.

CHAPITRE V

Pathogénie.

Maintenant que nous connaissons les symptômes et l'anatomie pathologique de la neuromyélite, il est intéressant de se demander quelle est la nature des rapports qui unissent entre eux les deux termes principaux de cette affection dont nous venons de tracer l'histoire : myélite aiguë et névrite optique.

Ces rapports ont déjà donné lieu à bien des explications plus ou moins hypothétiques.

Wharton Jones, le premier, mit en avant une *théorie vaso-motrice*. Pour lui, les lésions optiques étaient consécutives à des troubles circulatoires rétiniens et rétro-bulbaires qui, eux-mêmes, étaient sous l'influence des lésions médullaires dorsales supérieures intéressant les origines du sympathique cervical. « Les changements de nutrition de l'œil sont dus, dit-il, soit à une irritation du sympathique qui

supprime le sang artériel du nerf optique, soit à une
paralysie qui inonde le nerf de sang ». Mais, alors,
comment cette explication pourrait-elle être valable
pour les cas où la névrite optique précède de quatre à
cinq semaines l'apparition des troubles médullaires?
De plus jamais les auteurs n'ont signalé de troubles
papillaires dans les paralysies du sympathique, ni
à la suite des résections chirurgicales de ce nerf,

Donc, toute séduisante qu'elle soit au premier
abord, cette théorie ne peut subsister devant l'étude
des faits.

Albutt, se basant surtout sur l'étude de cas sem-
blant relever d'une origine traumatique, invoque
l'hypothèse d'une méningite ascendante. Cette
explication serait plus acceptable, car on sait que la
méningite cérébrale s'accompagne assez souvent de
névrite optique. Malheureusement le tableau clinique n'est nullement en faveur de cette hypothèse
et ce qui est plus grave, on ne signale, dans les pro-
tocoles d'autopsie, ni méningite, ni périnévrite
optique. De plus, comme dans la théorie précédente,
nous dirons que, le plus souvent, la névrite, précédant la myélite optique, ne peut être due à une
méningite consécutive à celle-ci.

Katz, après avoir combattu les deux théories pré-
cédentes, est tenté d'admettre qu'il n'existe aucun
lien véritable entre la myélite et la névrite optique.
Il voit dans la névrite une inflammation parenchymateuse du nerf optique, analogue à celle qui com-
plique souvent l'ataxie locomotrice. Aussi suppose-
t-il qu'une cause nuisible inconnue encore (peut-

être un poison) va porter son action et sur la moelle épinière et sur le nerf optique, qu'en somme, il s'agit d'une inflammation localisée en deux endroits distincts.

Gault, avec M. le Pr agrégé Devic, pense qu'il s'agit d'un même processus, probablement infectieux, localisé en deux points du système nerveux. « Ceci permettrait, dit-il, d'expliquer les rapports de la myélite et de la névrite relativement à leur ordre d'apparition. Il ne serait pas étonnant que chaque lésion ait ensuite évolué pour son propre compte, ce qui expliquerait la progression des symptômes survenus. Quoiqu'il n'y ait pas de relation directe entre les deux affections, il n'y a, néanmoins, qu'une maladie, puisque la cause est unique et que les effets qu'elle détermine sont semblables ». Gault nie donc qu'il y ait propagation directe, car les intermédiaires sont sains ; il ne trouve pas de lésions anatomiques quelconques reliant les deux foyers. On a seulement un processus infectieux frappant, à la fois, deux points éloignés du système nerveux, sans que l'on puisse connaître la raison de cette localisation.

Se basant sur les constatations anatomiques et histologiques qu'ils ont pu faire dans leur observation personnelle, qui fait la base de ce travail, M. le professeur Weill et M. L. Gallavardin, médecin des hôpitaux, sont amenés à une conception un peu différente de celle adoptée par les auteurs.

Ils auraient de la tendance à admettre qu'il s'agit dans les cas de ce genre d'un *processus inflammatoire d'origine indéterminée, mais plus ou moins généralisé à tout le système nerveux.* On se rappelle, en effet, que dans l'observation publiée, il y avait des altérations, non seulement au niveau du nerf optique et de la moelle, mais encore au niveau des nerfs périphériques et de l'encéphale. Il semble vraiment que le système nerveux constitue pour certaines infections, comme un terrain de prédilection. Et, alors, les localisations multiples de ces infections sur cet appareil apparaissent, non plus comme l'expression d'un accident ou d'une coïncidence fortuite, mais plutôt comme l'indice d'affinités particulières entre certains germes pathogènes et un tissu déterminé, affinités qui expliquent bien mieux la diffusion et la généralisation des lésions.

Dès lors, ce qu'il s'agit d'expliquer, ce n'est plus la coexistence, en deux points éloignés du système nerveux, de deux foyers distincts dont la coïncidence serait purement accidentelle et fortuite, c'est *la raison de la prédominance, en ces deux points, de lésions généralisées à tout le système nerveux.*

Sans doute, même ainsi transposé, le problème est bien loin d'être résolu ; peut-être, cependant, pourrait-on invoquer, pour expliquer cette prédilection des lésions dans les faisceaux blancs de la moelle et les nerfs optiques, les rapports étroits existant entre ces deux parties du système nerveux, qui possèdent une même structure anatomique, reconnaissent une même origine embryologique et dont la signification morphologique véritable est identique.

Il est tout naturel d'admettre que des ressemblances aussi profondes entraînent, pour ces deux parties, des destinées pathologiques similaires. Cette étroite sympathie est de notion vulgaire dans les affections médullaires chroniques, le tabès par exemple ; pourquoi ne se poursuivrait-elle pas sur le terrain des affections aiguës ?

Ainsi ces neuromyélites optiques aiguës ne seraient qu'un syndrome anatomo-clinique dû à *la prédominance en certains points* (moelle, nerfs optiques) *d'altérations généralisées à tout le système nerveux*, tout comme d'autres syndromes, la psychose polynévritique, par exemple, peuvent être considérés comme étant l'expression de la prédominance des lésions en d'autres points (nerfs et encéphale).

Quant à indiquer la nature de ce processus anatomo-clinique, nous ne l'essaierons pas. Est-ce une intoxication, comme semble l'admettre Katz ? Est-ce une infection ? Les antécédents des malades sont le plus souvent muets sur l'étiologie de l'affection ; on n'y retrouve généralement, comme nous le verrons plus tard, que des causes banales, parfois, mais rarement, une auto-intoxication. Nous serions toutefois porté à regarder l'infection comme jouant le principal rôle dans l'éclosion de cette maladie. L'étude anatomo-pathologique nous a en effet montré un véritable remaniement inflammatoire de la moelle et de la substance cérébrale, et nous pensons volontiers que la présence de ces cellules à forme épithélioïde, que nous avons longuement décrites et dont l'origine est assez discutée suivant les auteurs, semble indiquer un processus inflamma-

toire sous la dépendance d'une infection à porte
d'entrée le plus souvent inconnue et dont le microbe
n'a pu encore être décelé, malgré de laborieuses
recherches.

CHAPITRE VI.

————

**Etiologie. — Diagnostic. — Pronostic. —
Traitement de la neuromyélite optique aiguë.**

Nous serons bref sur l'étiologie, le diagnostic, le
pronostic et le traitement de la neuromyélite aiguë,
car à part quelques particularités intéressantes, il
n'y a rien de spécial à signaler. Gault, dans son intéressant travail, a parfaitement indiqué, du reste,
les quelques notions nouvelles qu'il y avait à relever.

Etiologie. — Les antécédents personnels des malades ont fait noter, dans l'apparition de la neuro-
myélite, des facteurs étiologiques éminemment
variables. On a pu retrouver toutefois, une maladie
infectieuse précédant de quelques jours ou de quelques semaines le début des accidents, comme c'est
le cas le plus fréquent dans les myélites aiguës ordinaires. La syphilis, l'alcoolisme, le nicotinisme ont

été quelquefois notés. On relève quelquefois une cause éloignée comme un abcès, une angine, un panaris.

Dans plusieurs observations, le traumatisme semble jouer le principal rôle dans l'éclosion des accidents; Albutt, qui les avait particulièrement étudiées avait même basé sa théorie pathogénique de la méningite sur la constatation de ce traumatisme.

Dans de nombreux cas, la myélite paraît spontanée, en ce sens qu'elle n'est pas survenue au cours d'une affection déterminée; elle n'en reconnaît pas moins pour origine une infection dont la nature reste inconnue. Le plus souvent c'est alors le froid qui est incriminé.

L'un ou l'autre sexe ne paraît pas particulièrement prédisposé et il s'agit presque toujours d'adultes de vingt à quarante-cinq ans. On se souvient, toutefois, que, dans notre observation, la malade était âge de quatorze ans ; nous n'avons, du reste, pas retrouvé dans la nomenclature des observations publiées sur la neuro-myélite, une seule observation, ayant trait à un enfant.

Diagnostic. — Le plus souvent, le diagnostic est des plus incertains, tout au moins au début. On se rappelle, en effet, que, dans la majorité des cas, il y avait précession de la névrite optique sur la myélite. Et, comme les symptômes de myélite ne font leur apparition souvent que plusieurs semaines après les troubles visuels, on conçoit combien il est délicat de rattacher la névrite optique à sa cause véritable. En pareille occurrence, il convient donc de ne pas se hâter de porter le diagnostic de névrite primitive ; il faudra savoir attendre et examiner minutieusement son malade chaque jour. Assez souvent on sera frappé par l'apparition de quelques vagues symptômes myélitiques. C'est ainsi qu'il arrive fréquemment que, bien avant l'établissement du cortège symptômatique de la myélite, les malades se plaignent de la faiblesse de leurs jambes. Cette faiblesse des jambes survient même souvent en même temps que la névrite optique et, si on sait la dépister, on pourra se tenir sur la réserve et attendre, pour ainsi dire, la signature de la myélite.

Quand le début de l'affection se fait, au contraire, par la myélite, le diagnostic s'impose. Dans l'observation que nous avons publiée le doute n'était pas possible et les symptômes de l'affection causale étaient nets. Il faut savoir seulement que, dans ces cas, l'examen des yeux ne doit jamais être omis. Il est classique déjà dans les affections cérébrales, dans certaines affections médullaires chroniques, comme le tabès. Aussi, dans toute maladie de la moelle, devra-t-on, de parti pris, examiner le fond de l'œil. L'ophtalmoscope souvent sera d'un grand secours pour le diagnostic, voire même le pronostic.

L'observation de Devic est intéressante à ce point de vue. La malade, pendant un certain temps, fut considérée comme une neurasthénique ; elle en présentait, il est vrai, tous les signes, et aucun ne pouvait, au début, faire songer à une affection médullaire. Ce furent les troubles oculaires qui mirent sur la voie du diagnostic et nul doute que si le fond de l'œil avait été examiné, on eût trouvé des signes ophtalmoscopiques et songé alors à une affection cérébro-spinale.

Nous n'insistons pas sur le diagnostic différentiel bien connu de la myélite. Les troubles des réservoirs sont précoces généralement et ne permettent pas au diagnostic d'errer. Nous ne ferons que signaler la névrite multiple périphérique, qui s'accompagne de troubles dystrophiques très marqués, et d'atrophies musculaires que l'on ne retrouve pas, tout au moins aussi accentuées, dans la myélite à sa période d'état.

Pronostic. — Le pronostic général de l'affection est plutôt bénin, si l'on s'en rapporte à la lecture des observations. Dans la majorité des cas, en effet, la guérison survint avec ou sans récidives. Il est grave si des troubles trophiques intenses ouvrent la porte à l'infection, si une cachexie précoce épuise les malades, si l'étendue et la durée des lésions, sans provoquer la mort, amènent cependant des troubles irrémédiables.

Il est fatal, enfin, si la myélite revêt cette forme terrible progressive, qui ne s'arrête qu'avec la mort du malade, lorsque les fonctions essentielles sont atteintes, que les muscles intercostaux, le diaphragme sont paralysés.

Traitement. — Au début on peut essayer la révulsion sur la colonne vertébrale au moyen de ventouses ou de vésicatoires. On a préconisé également l'application de sacs de glace sur le rachis. Comme traitement interne le salicylate de soude et l'iodure de potassium sont souvent prescrits. On a également recommandé les sudorifiques.

Il faut entretenir la liberté du ventre et donner des purgatifs, en particulier le calomel.

Le mercure ne donne guère de résultats en dehors de la syphilis. Le plus souvent, le médecin est impuissant et il doit se borner à prévenir les complications qui se développent à la suite de la cystite ou des eschares. Nous rappellerons que le meilleur traitement de ces deux affections sont les cathétérismes systématiquement répétés et rapprochés, ainsi que l'a bien établi M. le professeur Weill.

Après la période aiguë, le massage des muscles et leur électrisation par les courants galvaniques ou faradiques seront utilement employés, pour les entretenir dans un état de nutrition suffisant ; lorsque les phénomènes de contracture sont très marqués, il faudra se servir de ces moyens avec modération et mieux vaut même encore s'en dispenser. Enfin, la strychnine est plus ordinairement prescrite dans les cas où les réflexes ne sont pas exagérés et où la contracture fait défaut.

Tous ces agents thérapeutiques sont d'une valeur très relative : le traitement varie en effet avec chaque auteur.

CONCLUSIONS

I. — Il existe, cliniquement, une paraplégie à évo·
lution aiguë, précédée ou suivie d'une amaurose
totale bilatérale. C'est un syndrome clinique connu
sous le nom de neuromyélite optique aiguë.

II. — Presque toujours, l'amaurose, due à une
névrite du nerf optique, n'est que passagère. Le
retour à l'intégrité fonctionnelle pleine et entière
est la règle, si la myélite n'entraine pas un pronostic
fatal. Cette dernière ne devient grave que dans la
forme à allure ascendante ou à la suite de complications secondaires.

III. — Anatomiquement le maximum des lésions
s'observe au niveau de la moelle (renflement cervical ou dorso-lombaire) et au niveau des nerfs
optiques. Assez souvent les nerfs périphériques et
l'écorce cérébrale sont le siège d'altérations plus ou

moins diffuses, qui demandent, pour être constatées, un examen microscopique.

IV. — En somme, la neuromyélite optique aiguë serait un syndrome anatomo-clinique dû à la prédominance, en certains points (moelle, nerfs optiques), d'un processus inflammatoire d'origine indéterminée, mais plus ou moins généralisé à tout le système nerveux.

INDEX BIBLIOGRAPHIQUE

ABADIE. — *Bulletin de la Société Chirurg.*, janvier 12 th., 1876.

ACHARD et GUINON. — *Arch. de Méd. expérimentale*, 1889.

BIELSCHOWSKY. — *Jahresbericht für gesamml. medizin*, 1901, II p. 771 et p. 114, 769.

CHAUVEL. — *Bulletin de la Soc. de Chirurgie*, p. 512, 1880.

CLIFFORD-ALBUTT. — *The Lancet*, 1870, th. 7 janvier.

DEDONE. — Thèse doctorat, Paris, n° 202. R. M., 1876.

DRAKE-BROKMAN. — *Brit. Medic. Journal*, 9 juillet 1892.

DRECHSFELD. — *The Lancet*, 1882, I, p. 8, janvier.

ERB. — *Archiv. für Psychyatrie und Neurenkrank.*, X Band, 8 Heft, p. 146.

FORSTER. — *Archives de Graefe*, 27, 1881, p. 109.

FUCHS. — *Deutsche Zeitschrift für Neurenkrankheit-kunde*, 1893.

KATZ. — Ueber das Zusammen vorkommen von neuritis optica und myelitis acuta, v. *Graef's Arch. für Ophtalm.*, LXII, 1, p. 202 et *Archives d'Ophtalm.*, 1895, 767.

KNAPP. — *Berliner Klinische Wochenschrift*, 16 décembre 1886, 885.

GAULT. — Thèse doctorat, Lyon, 28 novembre 1894.

LEYDEN. — Traité des Maladies de la moelle épinière.

Meyer. — Traité des Maladies des yeux.

Mooren. — Cité dans *Archiv de de Graefe*, 27, 1881.

Noyes. — *Arch. für Angenheilkunde*, 1881, X, p. 331.

Picqué. — *Arch. d'Ophtalm.*, 1888, 8, p. 420.

Putzel. — *New-York Medic. Record*, juin 1879.

Rendu. — Cité dans Art. Picqué (voir plus haut).

Rumpf. — *Deustch medic. Wochens.*, 1881.

Schwartz. — *Deutsche medicinische Wochenschrift*, 27 juin 1893, p. 615.

Scharkey et Lowfer. — *Med. Times*, 14 juin, p. 812, 1884.

Schuster et Meindel. — Neuritis optica als complication bei Erkrankungen des nervensystems. *Neurologisches Central-blatt*, 15 novembre 1899, p. 1018.

Seguin. — *Journal of mental and nervous diseases*, avril 1880, p. 177.

Steffan. — *Jahresbericht*, 1879, p. 136 (analyse).

Thorowgood. — *Clin. Trans.*, VIII, p. 80, 1875.

Taylord-James. — Brain, 1901, p. 532.

Weill et Gallavardin. — *Revue Neurologique*, 31 octobre 1903, n° 20, p. 999.

Weill et Gallavardin. — *Lyon Médical*, 1903, p. 209.

05.542. — Imp. P. LEGENDRE & C¹ᵉ, 14, rue Bellecordière, Lyon.

www.ingramcontent.com/pod-product-compliance
Ingram Content Group UK Ltd.
Pitfield, Milton Keynes, MK11 3LW, UK
UKHW020034100726
13658UKWH00003B/1301